AF468895

MORPHOLOGIE ESTHÉTIQUE

DIVISION TÉTRAPARTITE DU SQUELETTE

THÉORIE CARDINALE DE L'ORGANISME

MÉMOIRE

LU DEVANT LA SOCIÉTÉ D'ANTHROPOLOGIE DE PARIS

(Séance du 15 décembre 1892)

PAR

WALLACE WOOD, M. D.

Professeur d'Histoire de l'art à l'Université de la ville de New-York

PARIS

TYPOGRAPHIE CHAMEROT ET RENOUARD

19, RUE DES SAINTS-PÈRES, 19

—

1893

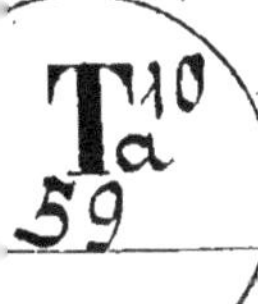

MORPHOLOGIE ESTHÉTIQUE

DIVISION TÉTRAPARTITE DU SQUELETTE

THÉORIE CARDINALE DE L'ORGANISME

MÉMOIRE

LU DEVANT LA SOCIÉTÉ D'ANTHROPOLOGIE DE PARIS

(Séance du 15 décembre 1892)

PAR

WALLACE WOOD, M. D.

Professeur d'Histoire de l'art à l'Université de la ville de New-York

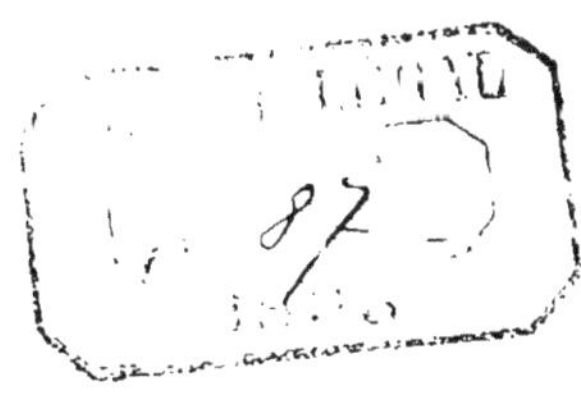

PARIS

TYPOGRAPHIE CHAMEROT ET RENOUARD

19, RUE DES SAINTS-PÈRES, 19

1893

MORPHOLOGIE ESTHÉTIQUE

DIVISION TÉTRAPARTITE DU SQUELETTE

THÉORIE CARDINALE DE L'ORGANISME

Dans le *Dictionnaire de Médecine* de Littré et Robin, aussi bien que dans les œuvres de mon maître Ch. Robin vous trouverez la doctrine suivante :

Il y a quatre fonctions élémentaires de l'organisme, à savoir : nutrition, reproduction, contraction ou contractilité, innervation. Cette doctrine est, je crois, classique et vraie.

Chacune de ces fonctions élémentaires, physiologiques, doit avoir sa maison, son chez lui pour ainsi dire, son squelette. C'est ce que j'ai trouvé.

Cette division tétrapartite du squelette de l'organisme ne doit pas être arbitraire, au contraire ; cette division me paraît mathématiquement, anatomiquement et morphologiquement exacte.

Voici donc la démonstration : Je prends d'abord la colonne vertébrale. La colonne vertébrale est un axe. Si vous l'appelez colonne elle doit avoir une base : oui, la base sacrale ou sacro-coccygeale. Si vous l'appelez axe, il doit avoir deux pôles.

En effet cet axe vertébral a deux pôles, deux pôles

faits de vertèbres ou plutôt de métamères transformés,

Cet axe consiste en vingt-quatre vertèbres séparées puis le pôle crânial, puis le pôle sacral. Le pôle sacré, sacral ou sacro-coccygeal, aussi bien que le pôle crânial, est fait de métamères transformées. Loin d'être considéré comme un rien, ou comme un supplément ou appendice ou partie insignifiante de la colonne vertébrale, c'est plutôt la base de la colonne vertébrale et c'est peut-être la partie la plus importante du squelette. Il me semble que ce pôle inférieur de l'axe vertébral est aussi important que le crâne. Les anciens ont fait cette partie de l'organisme sacrée. Ils ont sacrifié le sacrum aux dieux et, dans le Talmud, le coccyx est la seule partie du corps qui soit immortelle. C'est grâce à cet os que le corps peut être ressuscité [1].

Vous avez donc le pôle crânial et le pôle sacral. Ceci, c'est la tête renversée. La tête sociale. — Vous avez le pôle d'intelligence et le pôle de sympathie, le pôle d'excitation et le pôle de génération, le pôle intellectuel et le pôle social. Ici, le pôle céphalique, là, le pôle plastique; ici, le microcosme et là, le moule. Ces deux grandes oppositions vous les trouverez sous une forme ou une autre dans toute la série animale : lombric, arthropode, poisson, serpent, cheval, oiseau; c'est toujours ce long axe, ayant à un bout le pôle d'ingestion et d'innervation et à l'autre, le pôle d'égestion et reproduction.

Vous me pardonnerez si j'insiste sur l'importance de

1. J'espère qu'un de ces jours un anthropologue va faire une monographie sur l'os sacré (l'os le plus important peut-être de tous), dans la série des vertèbres, chez l'homme et chez la femme, chez les races inférieures et dans l'histoire des religions.

cette idée d'un long axe et de deux grands pôles, ces deux bouts transformés, ces deux suprêmes culminations opposées de l'organisme animal. On ne trouve rien de cette idée dans les traités d'anatomie, de physiologie et de psychologie classique, mais l'anthropologie et la morphologie vont chercher les voies nouvelles, pourvu que ces voies soient toujours dans le vrai et l'utile. Qui n'a pas pensé, du reste, mille fois à ces deux pôles, qui n'a pas pensé à cette fleur double, comme l'appelle Huxley; cette fleur double de l'organisme animal. Est-ce bien Jean-Jacques Rousseau qui a conseillé au jeune homme de garder bien le milieu entre ses deux pôles, — bien le milieu entre les femmes et les mathématiques?

Le chordo-squelette pris tout entier consiste dans les parties suivantes : 1° pôle supérieur ou tête, qui consiste du cranium et dans les restes des arcs viscéraux, c'est-à-dire les mâchoires, l'os hyoïde, etc.; 2° la partie moyenne qui consiste des vertèbres, des côtes et du sternum; 3° le pôle inférieur ou sacré qui consiste de l'os sacré et du coccyx.

Après le pôle crânial et le pôle sacral de mon squelette, qu'est-ce qu'il reste? Il reste les membres et la partie centrale du tronc. Ces deux éléments forment encore deux systèmes opposés, un peu comme le tronc et les branches d'un arbre : le tronc est la partie qui présente une prédominance de la fonction de nutrition, les membres sont la partie qui présente une prédominance de la fonction de locomotion.

Ainsi par la théorie de quatre, vous avez les deux pôles opposés de l'axe vertébral; vous avez au milieu les deux côtés opposés du tronc et des membres.

Ainsi se trouve le squelette d'innervation et de reproduction, de nutrition et d'action ou locomotion.

Vient maintenant la question des relations exactes du tronc et des membres.

En suivant les ouvrages de Wiedersheim, Gegenbaur, Haeckel, Mathias Duval, et d'autres anatomistes et morphologistes, on voit comment se forme le squelette des membres; on voit qu'il se forme *autour* du tronc, il paraît que ce squelette des membres n'est pas appendiculaire, mais plutôt radiaire ou zonaire. Vous avez, en effet, trois squelettes, trois zones, cercles ou sphères autour des viscères. Vous avez le chordo-squelette, c'est-à-dire vertèbres, costes, sternum, le zonosquelette formé par les deux ceintures, ceinture scapulaire et ceinture iliaque, et puis le cercle ou sphère encore plus extérieur, le melo-squelette ou squelette des membres. Ainsi, en passant des viscères aux extrémités, vous avez, cercle autour du cercle; le cercle somatique autour des viscères, le cercle des ceintures autour du soma, et encore plus à l'extérieur viennent les membres.

Voulez-vous regarder un instant le squelette du cheval, un animal aussi beau dans son genre que l'homme? Nous prenons l'homme dans sa majesté, assis et tenant la foudre à la main; mais le cheval debout et prêt à commencer sa course. Le cheval court, l'homme pense.

Regardez bien, Messieurs, comme c'est beau, ce long axe, avec ces deux superbes courbes polaires, courbe cervicale et courbe caudale. Voyez comment la nature, ou bien la sélection sexuelle, a décoré d'une crinière ces deux pôles opposés. Ici est le pôle céphalique, et là le pôle plastique; ici le microcosme, là le moule.

L'axe du cheval, comme celui du serpent, comme chez la plupart des vermes, comme la règle dans la plupart des types animaux, — devinez ce que cela voulait dire primitivement. Primitivement ce long axe d'organisme voulait dire ingestion, digestion et égestion. Ingestion au pôle du commencement et égestion à la fin. En dernière analyse, tout animal n'est qu'un tube digestif.

Voici maintenant ce qui arrive. Le pôle d'ingestion devient le siège des phénomènes d'excitation et le pôle d'égestion devient le siège de phénomènes de génération.

Le centre d'excitation s'appelle le prestomium[1]; sa situation est au côté céleste, et avant le stoma. La situation du centre de génération se développe du côté terrestre; sa situation est pré-anale ou pré-cloacale.

Laissez les pôles et regardez le cheval en son milieu. Voyez la sphère ou cercle interne ou de nutrition : c'est beau, grand, rond comme un baril; et voyez le cercle extérieur, la sphère de locomotion, si noble, frappante, pleine de pouvoir. Il me semble que, dans le cheval, la démonstration des quatre parties cardinales, morphologiques et je crois mathématiques, est bien facile à constater.

Je regarde l'homme comme une créature qui pense et le cheval comme une créature qui court, et je me figure un homme assis ou sur une chaise ou sur un

1. Jeffrey Bell, *Comparative Anat. and Physiology*. London, 1889.

cheval. Je prends l'homme dans sa majesté : il serait bien possible de prendre un autre idéal. Cette figure si chérie depuis la Renaissance, le Combattant Borghèse, n'est pas l'homme dans sa majesté : c'est l'homme qui veut être le rival du cheval.

Le Combattant Borghèse est un homme qui veut être rival du cheval, mais seulement il a trop de tête et pas assez de parties nutritives. Prenez mon squelette assis, et vous verrez bien vite le contraste entre l'homme et le cheval. Vous voyez comme les deux pôles sont bien développés chez l'homme, grands, ronds, et comme ils sont relativement plus faibles chez le cheval. Maintenant si l'homme avait l'estomac et la musculature de l'aigle, il serait en tous sens supérieur au cheval. Quelle est la vérité? Comme animal, il est exactement de moitié supérieur et de moitié inférieur. Homme et cheval, chacun possède ce qui manque à l'autre : c'est pourquoi ils vont si bien ensemble.

La théorie cardinale s'applique à l'homme idéal. Pendant vingt années j'ai cherché le parfait homme et à la fin j'ai laissé ma lanterne dans la salle de sculpture grecque au Louvre, c'est-à-dire je n'ai trouvé mon parfait homme que dans Homère et la sculpture grecque.

Homère a défini son héros idéal ainsi : Les yeux ou bien le front de Zeus, les jambes ou bien la taille de Mars et le thorax de Poseidon. On voit dans cette description qu'il y a trois sortes de perfections : perfection de la tête, perfection des membres, perfection du tronc ou bien du thorax, c'est-à-dire de la partie nutritive. Maintenant, du temps de Praxitèle on a trouvé une autre perfection : perfection plastique. Praxitèle a créé la Vénus et toute une série d'idéales plastiques.

Dans la sculpture grecque, toutes les perfections ne sont réunies que dans un seul idéal : c'est le Zeus de Phidias, c'est le Jupiter Optimus Maximus du Capitole, à Rome. J'ai trouvé que c'est lui seul qui possède les quatre perfections; c'est lui seul qui est le *all-round man;* c'est le Zeus seul qui est le *man four square.*

Je trouve dans la sculpture grecque les types de beauté et de perfection que voici :

Beauté des membres ou de la partie active du corps. Je cite comme exemples : Mars, Hercule, Hermès, les jeunes athlètes athéniens, les soldats des pédiments du temple d'Égine, et surtout le Combattant Borghèse et le Mars Borghèse qui sont au Louvre. Tout cela c'est l'homme musculaire parfait.

Pour la beauté de chair plastique, l'homme parfait, le beau idéal selon Praxitèle, je prends la Vénus, surtout la Vénus de Cnide, l'Adonis, l'Hermaphrodite, l'Eros, les trois Grâces, Antinoüs, et l'Ariadne.

Pour la beauté des yeux, du front, beauté d'expression, perfection, et toujours l'exagération en quelque sorte d'effet de tête [1], je prends l'Apollo Musagètes, la Minerve de Velletri ou autre, les Muses, — Melpomène, Uranie, la belle et spirituelle Polyhymnie, etc.

Enfin pour la beauté du tronc ou perfection, et aussi exagération nutritive, voyez toujours le Poseidon et toutes les statues de rivières personnifiées, le Prometheus, le Hephaestus, le Silenus, les Cyclopes, les Géants, les Titans.

En somme, l'homme est fait de quatre carrés, qua-

1. Dans Minerve par le casque, dans Apollo par la chevelure.

tre carrés, comme ont dit Socrate et les Sages grecs. Ce qu'ils ont trouvé dans la morale, je voudrais le trouver dans la chair.

La physiologie générale nous apprend que les fonctions élémentaires sont l'innervation, la contraction, la nutrition, la génération. Le nombre de ces fonctions n'est pas livré au hasard. Cette théorie cardinale doit être aussi exacte et mathématiquement vraie que la théorie des quatre points cardinaux (la rose des vents), ou théorie des pôles du globe terrestre.

La fonction de l'innervation prédomine au pôle supérieur de l'homme; la fonction de sécrétion au pôle inférieur, la fonction de nutrition à la sphère ou cercle intérieur, la fonction de locomotion à la sphère ou cercle extérieur.

Dans la science on peut être psychologiste ou bien on peut être sarkologiste. Je ne sais quelles sont les parties de l'âme ou de l'esprit, je crois cette question très difficile, mais je crois bien qu'il y a quatre sortes de *chair* : il y a 1° la chair musculaire ou chair de Mars; il y a 2° la chair plastique ou chair de Vénus; il y a 3° la chair de Poséidon ou de Silénus, la chair nutritive; il y a aussi 4° la chair supérieure à tout; la chair céleste, la chair nerveuse ou celle de Minerve.

Eh bien! le squelette c'est le résultat, c'est le monument de la chair. C'est un monument des quatre culminations organiques de la vie; culmination nerveuse, culmination musculaire, culmination vasculaire, culmination glandulaire.

MORPHOLOGIE ESTHÉTIQUE

THÉORIE CARDINALE

TABLEAU I

DIVISION TÉTRAPARTITE DU SQUELETTE

I. **Cephaloskeleton**. — (Pôle cranial, métamères transformées).

1. *Cranium*.
2. *Arcuua Viscerales* (Mâchoires, os hyoïde, etc.)

II. **Periskeleton**[1]. — (Sphère ou cercle externe.)

1. *Membre supérieur*. Parties proximale, mediane et distale, ou parties zonale, proximale et distale.
2. *Membre inférieur*. Parties proximale, mediane et distale ou parties zonale, proximale et distale.

III. **Vertebroskeleton**. — (Sphère ou cercle interne.)

1. *Vertebrarium*.	7 vertèbres cervicales. 12 vertèbres dorsales. 5 vertèbres lombales.	Métamères. non transformées.

2. *Costae*.
3. *Sternum*.

IV. **Sacroskeleton**. — (Pôle sacré ou pôle sacral, métamères transformées ou soudées.)

1. *Sacrum*. (Sacré chez les Aryens ?)
2. *Coccyx*. (Sacré chez les Sémites ?)

1. Appendiculoskeleton ? Cycloskeleton ? Extraskeleton ? Zonomeloskeleton ? Haeckel appelle les ceintures *zonoskeleton* et les brachium, antibrachium, manus, etc. *Meloskeleton*. Anthropogénie, 4e édition.

MORPHOLOGIE ESTHÉTIQUE

THÉORIE CARDINALE

TABLEAU II

L'HOMME IDÉAL

Des statues grecques groupées selon la théorie cardinale de l'organisme.

Groupe I.

Prédominance ou accentuation du système nerveux.

Minerve, Apollo, les Muses, Psyché.

Groupe II.

Prédominance ou accentuation du système musculaire.

Mars, Hercules, Hermes, le Borghèse Combattant, les sculptures d'Aegina.

Groupe III.

Prédominance ou accentuation des systèmes nutritifs.

Hephæstus, Poseidon, Prometheus, les Cyclops, les Titans, Silenus.

Groupe IV.

Prédominance ou accentuation des systèmes plastiques.

Vénus, Éros, Adonis, Antinous, Hermaphrodite, les Trois Grâces, Ariadne, les Nymphes.

MORPHOLOGIE ESTHÉTIQUE

THÉORIE CARDINALE

TABLEAU III

SYSTÈMES ESTHÉTIQUES

I. Systèmes d'Excitation.

1. Système impressional. (*Exemple : Les cinq sens dans les peintres flamands.*)

2. Système contemplatif. (*Ex. : Saint Jérôme et saint Paul dans Raphaël.*)

3. Système expressional. (*Ex. : Les neuf Muses.*)

II. Systèmes d'Action.

1. Système musculaire. (*Les masses charnues.*)

2. Système squeletal. (*Les attitudes.*)

III. Systèmes Nutritifs.

1. Systèmes circulatoire, respiratoire, etc. (*Ex. : Poseidon.*)

2. Système digestif (*Ex. : Silenus, Vitellius.*)

3. Système hirsute, pachyderme, des callosités. (*Ex. : Les Satyres.*)

4. Système trophique. (*Hypertrophies, Atrophies, déformité de métier, etc. Ex. : Les œuvres de Rubens et de Millet.*

IV. Systèmes plastiques.

1. Système cutané.

2. Système adipose.

3. Système d'attractions. (*Secondary sexual characteristics.*)

4. Système d'attachement. (*Les lèvres, les mamelons, gestes des mains et des bras, Système de propinquité. Ex. : dans la série des Madones de Raphaël.*)

www.ingramcontent.com/pod-product-compliance
Ingram Content Group UK Ltd.
Pitfield, Milton Keynes, MK11 3LW, UK
UKHW020228200726
13856UKWH00004B/1649